闲话介入医学丛书

主　审：陈星荣　丁　乙
总主编：朱晓黎

介入治疗
围手术期护理

主编　钱　多

U0395652

苏州大学出版社
Soochow University Press

图书在版编目（CIP）数据

介入治疗围手术期护理／钱多主编. -- 苏州：苏州大学出版社，2023.9
（闲话介入医学丛书／朱晓黎总主编）
ISBN 978-7-5672-4534-1

Ⅰ. ①介… Ⅱ. ①钱… Ⅲ. ①介入性治疗–外科手术–围手术期–外科护理 Ⅳ. ①R473.6

中国国家版本馆 CIP 数据核字（2023）第 168757 号

书　　名：介入治疗围手术期护理
JIERU ZHILIAO WEISHOUSHUQI HULI

主　　编：钱　多
责任编辑：倪锈霞
策　　划：孙茂民
装帧设计：吴　钰
图画制作：和安天下（苏州）

出版发行：苏州大学出版社（Soochow University Press）
社　　址：苏州市十梓街 1 号　邮编：215006
印　　刷：苏州工业园区美柯乐制版印务有限责任公司
邮购热线：0512-67480030
销售热线：0512-67481020

开　　本：787 mm×1 360 mm　1/24　印张：4　字数：56 千
版　　次：2023 年 9 月第 1 版
印　　次：2023 年 9 月第 1 次印刷
书　　号：ISBN 978-7-5672-4534-1
定　　价：25.00 元

若有印装错误，本社负责调换
苏州大学出版社营销部　电话：0512-67481020
苏州大学出版社网址　http://www.sudapress.com
苏州大学出版社邮箱　sdcbs@suda.edu.cn

序 1

提起介入手术，相信很多人都不太清楚具体是指什么，手术是怎么做的，哪些疾病需要做介入手术。甚至不少其他专科的医生对其也是一知半解。介入医学最早出现于欧美，传入国内已有近半个世纪。介入手术如今已在全国二、三级医院广泛使用，成为现代医院中不可或缺的技术。

作为一名从事介入工作 40 余年的医生，我亲眼见证了我国介入医学从无到有、从有到强的不凡历程。当下介入医学发展方兴未艾，但介入医学知识普及工作却相对滞后。在这个信息爆炸的时代，向大众普及介入医学知识显得尤为迫切。这套介入医学丛书恰好给大家提供了全面认识、了解介入医学的机会，使大家能够深入了解介入医生的日常工作。

国内医学科普书籍很多，但有关介入医学的书籍少之又少。这套丛书全面介绍了介入医学的起源和在国内逐步发展的历程。难能可贵的是，作者将患者接受介入治疗的真实案例娓娓道来，生动形象。作者在讲故事的同时，又用简单通俗的语言把专业问题描述得面面俱到。介入医学治疗范围几乎涵盖人体各个部分，这套丛书分别从缺血性脑血管疾病介入、出血性脑血管疾病介入、胸腹部疾病介入、血管疾病介入、肿瘤介入等方面讲解了介入手术的治疗过程，能使读者更好地认识一种新的治疗方法。当然，治疗固然重要，术后护理也必不可少。丛书还专设一册详细介绍了介入治疗围手术期的护理细节，从患者的角度去讲解整个介入治疗过程中的护理知识。由此可知，这不仅仅是一套介入专业知识科普图书，也是一套介入术后康复指导手册。

　　本套丛书既有专业知识的介绍，又有真实病例的展示，图文并茂，深入浅出，通俗易懂。丛书的编委中既有介入科的资深专家，又有青年才俊，其中还有本人的老友和弟子，在编撰本套丛书的过程中，他们都倾注了大量的心血和热情。希望这套介入医学丛书，能让大众更好地了解介入医学，从而使介入治疗更好地惠及大众。

中国科学院院士

中国医学科学院学部委员

滕皋军

2023 年 7 月于南京

序 2

日常生活中，常常有朋友问我："介入医学科是什么科室？主要治疗什么病？"作为一名从医30多年的医生，每每面对类似的问题，我只能耐心地用对方能够理解的话语介绍我们的科室究竟是干什么的，怎么治病救人，能治哪些病，等等。就普通百姓而言，到医院看病除了知道看内、外、妇、儿科外，知道自己不舒服又能准确地找到解决自己疾病的专科门诊的人，确实是少之又少。记得有一次在医院里遇到一位药剂科的主任，看他步履蹒跚地从泌尿科病房走出来，我便问他怎么回事，他说前几天做了肾囊肿的手术。我深感遗憾地对他说："你怎么不来我们介入科做个微创穿刺引流硬化治疗呢？只要在医院住一天，且比外科手术恢复得快多了。"他十分惊讶地说："这个你们介入科也能处理？为什么不宣传宣传呢？"可见，即便是医院同行，很多同事都不十分清楚我们介入科究竟能做什么样的手术。

如今，蓬勃发展的介入医学不仅能解决其他临床学科不能解决的许多疑难杂症，更重要的是，作为一门微创治疗学科，介入医学还能通过最小的创伤治疗众多的疾病，但这些专业性极强的医疗信息往往不能为众多病友所获悉。"酒香也怕巷子深",即使已经有了第一位介入医学中国科学院院士——滕皋军院士,但我们仍然面临如何向更多的适合介入治疗的病友们普及介入医学知识及帮助他们进行专业治疗的问题。

因此,我们撰写这套"闲话介入医学丛书",希望更多的普通百姓和医学界同行了解介入医学,了解"专业人干哪些专业事",也为介入医学能更好地为中国的医疗健康事业高质量发展添砖加瓦。

2023 年 7 月于苏州

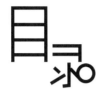

目录

一、血管疾病

1. 动脉支架植入术后需要注意什么? *3*

2. 血管支架植入术后为什么需要定期到医院随访、复诊? *5*

3. 脑动脉支架植入术后需要注意什么? *7*

4. 急性缺血性脑卒中介入取栓治疗后需要注意什么? *9*

5. 脑动脉瘤介入栓塞术后需要注意什么? *10*

6. 主动脉支架植入术后需要注意什么? *11*

7. 什么是深静脉血栓? *13*

8. 促使深静脉血栓形成的主要原因有哪些? *14*

9. 如何判断是否形成了下肢深静脉血栓? *15*

10. 形成下肢深静脉血栓后需要注意什么? *16*

11. 如何预防下肢深静脉血栓形成及复发? *17*

12. 深静脉血栓治疗后为什么需要长时间吃抗凝药物? *20*

13. 使用抗凝药物和溶栓药物期间如何预防出血? *22*

14. 下肢静脉曲张治疗术后，该怎么运动？ /121

15. 如何预防"蚯蚓腿"？ /126

二、胸腹部疾病

1. 行食管支架植入术需要注意什么？ /131

2. 为什么放了食管支架后进食有这么多要求？ /133

3. 肝血管瘤介入治疗后需要注意什么？ /134

4. 门静脉高压行 TIPS 后如何预防肝性脑病？ /136

5. 肝癌介入治疗患者出院后如何做好自我管理？ /138

6. 门静脉高压介入治疗后饮食方面需要注意什么？ /140

7. 子宫肌瘤介入治疗术后需要注意什么？ /142

8. 肿瘤介入联合靶向、免疫治疗时需要注意什么？ /143

9. 碘 -125 粒子是什么？其威力有多大？ /145

10. 粒子植入前需要注意什么？ /146

11. 粒子植入后需要注意什么？ /147

12. 粒子植入术后出院后需要注意什么？ /149

三、椎体疾病

1. 经皮椎体成形术是开刀手术吗？ /153

2. 经皮椎体成形术后需要注意什么？ /154

3. 经皮腰椎间盘介入消融治疗术后需要注意什么？ /155

四、碘对比剂相关知识

1. 什么是碘对比剂？ /61
2. CT 检查中为什么要用碘对比剂？ /62
3. 使用碘对比剂检查安全吗？ /63
4. 碘对比剂过敏怎么办？ /64
5. 碘对比剂外渗怎么办？ /66
6. 血管造影检查或介入治疗后为什么要多饮水？ /67

五、术前、术中及术后

1. 介入手术前患者需要注意什么？ /71
2. 介入手术中患者需要注意什么？ /73
3. 介入手术后的转运途中患者该如何保护伤口？ /74
4. 患者身上的管子在转运途中是否会掉？ /75
5. 穿刺引流置管后需要注意什么？ /76
6. 介入手术伤口大吗？会用什么麻醉？ /79
7. 股动脉穿刺术后需要注意什么？ /80
8. 股动脉穿刺术后为什么需要将下肢伸直？ /81

8

一、血管疾病

动脉支架植入术后需要注意什么？

因为动脉支架都是通过穿刺动脉后再植入的，所以术后除了配合下肢伸直制动 12 小时之外，患者还须注意以下几点：

（1）饮食宜清淡，低盐、低脂，多食用富含纤维素的食物，避免进食辛辣等刺激性食物，这样才能保持大便通畅，避免因排便时腹压增加而加大伤口出血的机会。

（2）多饮水，每日饮水量 ≥ 2 000 毫升，以利于造影剂的排出，减轻对肾脏的损伤。

（3）术后注意四肢末梢的颜色、温度及疼痛的缓解情况等，有异常及时告知医护人员。

（4）12 小时后可进行腓肠肌伸缩训练、踝泵运动等，不宜久坐、久站。

（5）遵医嘱口服抗凝药物，不能擅自停药，配合定期复查凝血功能。

（6）保持良好心态，平稳血压，注意劳逸结合，适当活动，避免剧烈运动。

（7）出院后定期复诊，如有肢体发冷、末梢疼痛等不适，及时就诊。

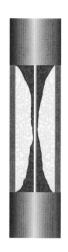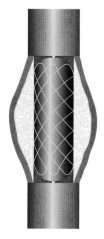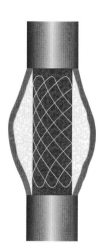

动脉支架

血管支架植入术后为什么需要定期到医院随访、复诊？

    血管支架植入术后，患者需要遵医嘱服用抗血小板的药物或降脂药物来控制导致疾病发生的高危因素。因此，术后需要定期进行血液化验检查，例如生化常规、血常规或凝血常规检查，以观察某些高危因素是否得到控制。因为每一位患者对于药物的反应各不相同，医生须通过随访

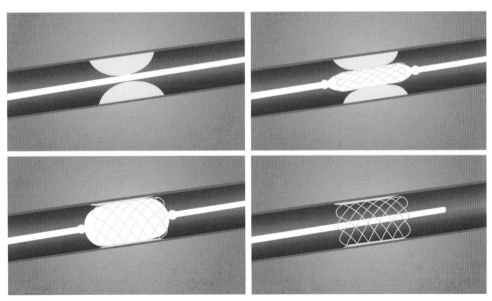

血管支架植入过程

或复诊，针对每一位患者的检验报告来及时改药、停药或调整用药量。比如，服用降脂类的他汀药物有肝功能损害及肌肉损害的不良反应，通过复查及时调整药物，才能减少对肝脏的损害，用药保护并促进肝功能早日恢复。

此外，定期随访和复诊还能观察术后血管是否通畅，因为有统计数据显示，血管支架植入术后有30%～40%的患者会在球囊扩张部位发生再狭窄。因此，定期到医院进行 CT 血管造影检查能及时发现有无支架狭窄或者是否有新发症状等，以便得到及时诊断和治疗。

脑动脉支架植入术后需要注意什么？

脑动脉支架植入术后，患者须注意以下几点：

一是须遵医嘱按时规律服用抗血小板的药物，如阿司匹林等，但该药物对消化道黏膜，尤其是胃黏膜有刺激性，因此，现在用于抗血小板治疗的阿司匹林，一般为肠溶阿司匹林，其在胃腔内不易溶解，进入肠道后再溶解、吸收，以减少对胃黏膜的损伤。所以，对于肠溶阿司匹林，应在餐前半小时服用，以使其能尽快进入肠道；若是饭后服用，则因为食物阻挡，药物会延缓进入肠道，在胃内停留时间延长，增加了其在胃内提前溶解的可能性，进而提高了胃黏膜损伤的风险。通常建议终身服用小剂量的阿司匹林，对于脑血管和心脑血管硬化的患者都有好处。

此外，抗血小板的药物还有氯吡格雷，一般与阿司匹林一起服用3个月。降脂药有他汀类药物，如阿托伐他汀钙。他汀类药物除有降脂作用外，还有稳定斑块、减少再狭窄的作用，但服用该药物需要定期复查肝功能。

　　二是要保持健康的生活方式，包括戒烟、控制好血压血糖、避免高脂饮食、控制体重、适当锻炼身体等。

　　三是有突发的偏瘫、失语、偏身麻木、走路不稳、面瘫等脑缺血症状时，需要立即就诊。

　　四是出院后须定期到医院复查。

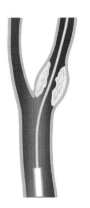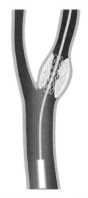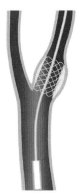

脑动脉支架植入术

急性缺血性脑卒中介入取栓治疗后需要注意什么？

急性缺血性脑卒中介入取栓后最重要的护理是康复和功能锻炼。这类患者都有不同程度的脑组织缺血损伤，而且大多数患者会存在肢体偏瘫症状，术后长期卧床也会出现不同程度的并发症，如吸入性肺炎、坠积性肺炎和皮肤压疮等。家属须和医护人员一起鼓励患者主动进行适度的床上活动，病情允许条件下鼓励患者早期下床活动，并以患者的自身情况为依据，制订个体化的康复锻炼方案，协助其按计划进行适当的康复运动锻炼，根据病情恢复情况可逐渐增加活动量。训练期间，应由近及远做屈伸关节运动锻炼，此外也要加强血压和血糖的监测和护理，积极治疗基础疾病，保持良好的生活方式，戒烟、酒，避免高脂饮食，控制体重，适当锻炼以增强体质。

一、血管疾病

脑动脉瘤介入栓塞术后
需要注意什么？

　　脑动脉瘤介入手术治疗后，患者首先要多卧床休息，避免劳累，不要熬夜，保持良好、平和的心态，防止因情绪过于激动而使血压增高，增加再出血的风险。其次要注意饮食清淡，避免食用辛辣、刺激、煎炸、油腻的食物，要多吃新鲜的蔬菜和水果，保持良好的生活方式，戒烟、酒，并根据病情进行适当的运动和功能锻炼，以增强身体的抵抗力和免疫力。再次要密切监测血压、血糖，将指标值控制在正常范围之内。最后为避免出血和意外，需要定期到医院随访复查，若有头痛、头晕、呕吐等不适症状须及时就诊。

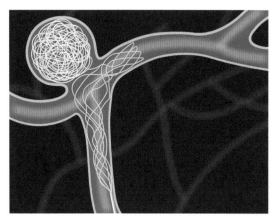

脑动脉瘤

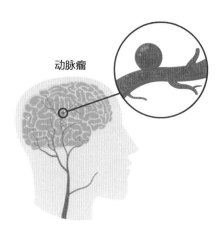

动脉瘤

主动脉支架植入术后需要注意什么?

　　主动脉支架植入术后的患者需要控制血压并保持平稳,如果血压控制不佳,血压较高或波动大,血流对支架的冲击力会较大,可能会造成支架的移位。一旦支架移位,无法完全覆盖动脉瘤则造成内漏,即血液从覆膜支架外面继续向动脉瘤内灌注,可能导致主动脉瘤破裂,后果比较严重。

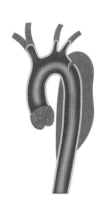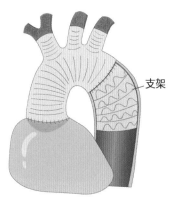

支架

主动脉夹层行支架植入术

患者出院后需要定期随访，了解动脉支架和动脉瘤的变化。分别于术后1个月、6个月、12个月复查主动脉瘤的CTA，以判断是否存在内漏，一年以后须每年复查一次。另外，如果是腹主动脉瘤行支架植入术后，还须复查肾功能以了解支架植入是否影响肾功能，因为支架头端须植入正常的血管内，但由于人体解剖结构的问题，支架易覆盖肾动脉，影响肾动脉的灌注而影响肾功能。

保持良好的生活方式，遵医嘱服用降压、降脂药物，控制好血压、血脂，适度活动，注意劳逸结合。

什么是深静脉血栓?

　　深静脉血栓是指血液在深静脉内不正常凝结引起血液回流障碍，导致患者肢体出现疼痛、肿胀等症状。全身静脉都有可能堵塞，最常见的堵塞发生在下肢。

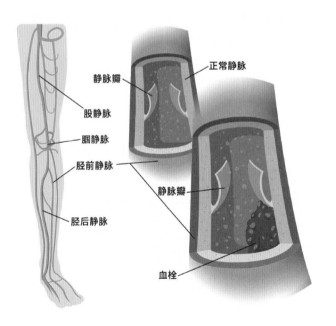

静脉瓣
正常静脉
股静脉
腘静脉
胫前静脉
静脉瓣
胫后静脉
血栓

下肢深静脉系统

促使深静脉血栓形成的主要原因有哪些？

（1）静脉血流滞缓。通俗地说，就是血液流动慢了：长时间躺、坐、站着不动的人如术后患者、自理能力差的患者，长时间打麻将、用电脑、玩游戏、乘飞机的人及活动范围受到限制的操作工人等都是高危易发人群。

（2）静脉壁损伤。通俗地说，就是血管壁不光滑了，血管不通畅了：高血压、高血脂导致血管壁有斑块形成，静脉注射各种刺激性药物导致静脉炎，静脉周围感染灶引起化脓性或血栓性静脉炎等；静脉局部挫伤、撕裂伤等，如外伤和手术后导致静脉壁损伤是比较常见的情况。

（3）血液高凝状态。通俗地说，就是血液太浓、太黏了：过度脱水时如拉肚子、大出汗、过度排尿等水分没得到及时补充；肿瘤、某些免疫性疾病患者及使用止血和激素类药物后导致血液本身出现了高凝状态。

如何判断是否形成了下肢深静脉血栓?

如果感觉腿部比较沉重，站立时加重，发现一条或两条腿突然肿胀，局部伴有疼痛，行走时加剧，或腿呈紫红色、皮温升高，这些现象表明有可能形成了下肢深静脉血栓。如果不紧急处理，最大的风险是会发生致命性的肺栓塞。因此，若有以上这些情况，请尽快到有处置条件和经验的医院就诊。

形成下肢深静脉血栓后需要注意什么？

首先避免过度活动，不要按压、揉搓肿胀的腿部，应立即就医，最好到有一定处理条件和经验的医院。其次避免做深蹲、上下楼梯、提重物和用力大便等增加腹压的动作。再次尽量卧床休息，抬高肿胀下肢，这样有利于下肢血液回流，减轻肿胀，又可以避免血栓进入肺动脉引起肺栓塞。最后多喝水，进易消化的低盐、低糖、低脂饮食，遵医嘱按时服药。

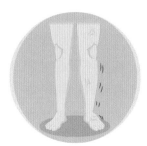
单侧下肢肿胀

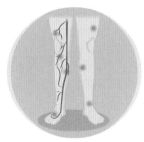
局部深处触痛

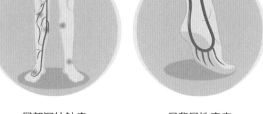
足背屈性疼痛

下肢深静脉血栓临床症状

如何预防下肢深静脉血栓形成及复发?

掌握有关下肢深静脉血栓(DVT)形成的常见因素,尽可能地避免这些相关因素,就可以预防一部分下肢DVT的形成。若曾经形成过下肢DVT,由于有些形成DVT的高危因素无法排除,因此,随着时间的推移、影响因素的叠加及不良习惯的影响,很容易再次形成下肢DVT,所以如何预防下肢DVT的复发也要引起重视。主要应做好以下几个方面:

(1)保持良好、稳定的情绪,积极、主动地配合检查和治疗。

(2)生活起居、学习、工作要规律,不熬夜,戒烟、酒。

(3)多进低脂、低糖、富含纤维素的饮食,保持大便通畅,避免增加腹压。

(4)多饮水,促进血液循环,降低血液黏稠度,防止血栓再形成。

（5）避免腿长时间不动或下垂，在不影响生活、学习和工作时，多做做下肢静脉曲张保健操及踝泵运动。请扫二维码观看视频学习。

下肢静脉曲张保健操

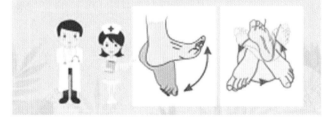

踝泵运动宣传图

（6）避免长时间行走及站立，尤其是负重站立，若腿活动减少，在多做下肢静脉曲张保健操的同时可包扎弹力绷带或穿医用梯度袜（又称弹力袜）。

（7）包扎弹力绷带或穿弹力袜应在每日清晨起床

前进行，若已起床，可取坐位抬高患肢 10 分钟，减少小腿静脉血容量，然后再包扎弹力绷带或穿弹力袜。

（8）弹力袜大小必须适合自己的腿部周径，包扎弹力绷带应从小腿开始逐渐向上缠绕，注意松紧度，不管是包扎弹力绷带还是穿弹力袜，都要求达到一定的压力并保持整体平整。

（9）休息时抬高腿，当腿部肿胀不适时及时卧床休息，并抬高腿高于心脏水平 20～30 厘米，若症状不能减轻或持续加重，应及时就医。

（10）出院后定期到门诊复查，根据腿的情况，逐步恢复正常工作及生活。下肢 DVT 的形成有导致静脉瓣膜功能不全的可能，若出现腿部肿胀，平卧或抬高腿仍无明显消退时应及时就诊。

深静脉血栓治疗后为什么需要长时间吃抗凝药物?

深静脉血栓形成的主要因素是静脉血流滞缓、静脉壁损伤、血液高凝状态。抗凝本身并不能使已形成的血栓溶解，但它能抑制血栓的蔓延，配合机体自身的纤溶系统溶解血栓，从而达到治疗的目的。长期服用抗凝药物，主要作用是防止深静脉血栓的继续形成。

血栓患者溶栓以后，只是把现在的血栓清除了，但是患者的致病因素不除的话仍然可能再形成深静脉血栓。所以，溶栓的病人仍然需要继续抗凝治疗。

抗凝治疗的时间要根据患者血栓形成的原因来决定，如果病人形成血栓的原因是一过性的，通常建议先服用3个月的抗凝药物。疗程结束之后再评估抗凝和出血风险，决定是否需要继续服用抗凝药物。

首次发生深静脉血栓的患者及反复多次发生深静脉血栓又伴随肿瘤或抗凝血酶缺乏等易栓情况的患者，体内血液的凝固性很高，或者机体本身容易反复发生血栓，这类患者有可能需要延长服用抗凝药物 1 年甚至 2 年，有些患者甚至需要终身服用抗凝药物。

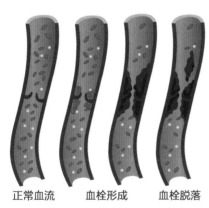

正常血流　　血栓形成　　血栓脱落

深静脉血栓的形成

使用抗凝药物和溶栓药物期间如何预防出血？

不管是动脉狭窄放支架的患者，还是有深静脉血栓的患者，都有可能需要服用抗凝药物或溶栓药物，所以预防出血是个很重要的问题，为避免意外出血，请做好以下几点：

（1）注意观察有无以下出血征象，如穿刺处是否有渗血，刷牙时牙龈有无出血，大小便是否带血，鼻腔有没有出血，月经量有没有异常增多，等等。

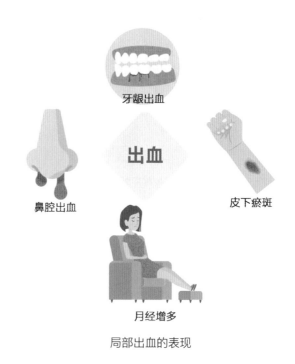

局部出血的表现

（2）溶栓期间有动脉伤口和导管时要绝对卧床休息并下肢伸直，翻身、咳嗽时先用手压住股动脉穿刺点上方敷料，再轻轻咳嗽或缓慢翻身，避免腹内压升高引起出血。

（3）穿棉质宽松衣服，刷牙时用软毛牙刷，动作轻柔。

（4）如在口服抗凝药物请主动告知医护人员，在手术或其他操作前至少24小时停用抗凝药物。

（5）按时规律服用药物，尽量餐后服用，如有漏服，未超过给药间隔时间的50%可以补服，次日仍在固定时间服用，定期监测凝血功能。

（6）不自行停服或调换抗凝药物，按医嘱做好凝血功能检测。

（7）避免进食热烫、坚硬及刺激性食品，禁止做抠鼻、剔牙等易损伤皮肤、黏膜的动作，预防碰撞及跌倒，避免增加出血的风险。

（8）在服用抗凝药物和凝血功能不稳定期间，动作要缓慢，避免剧烈运动和冲击性行为。

（9）稳定情绪和血压，保持良好心态，消除一切不利因素避免意外出血或加重出血。

下肢静脉曲张治疗术后，该怎么运动？

下肢静脉曲张术前应清洁双腿，必要时剪腿毛，配合做手术标记并一直保持清晰到手术时；根据麻醉类型禁食。术后运动需要注意以下几点：

（1）全麻或硬膜外麻醉者术后平卧6小时，用抬脚枕抬高手术一侧下肢，在床上配合做踝泵运动，6小时后无不适即可下床活动，但一次活动时间不要过长。

（2）术后第2天起可做下肢静脉曲张保健操，并可在室内根据自身的实际情况活动，以不感到劳累、疼痛为准。用抗凝药物时注意预防出血。

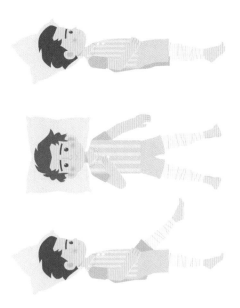

下肢静脉曲张保健操

（3）一般术后 4 ～ 5 天出院，按医嘱定时换药、拆线。回家休息时尽量将下肢抬高，不要久站，也不能过早提重物。

（4）术后 2 周可以开始进行一些缓和的运动如快走、慢跑和瑜伽等，根据个人情况把控运动量的大小和运动幅度。不要长时间坐着或蹲着，坐下时不要跷二郎腿。

（5）按要求穿好医用梯度袜。

（6）术后 1 个月在医生的允许下可以进行羽毛球、乒乓球等稍剧烈的运动，注意循序渐进，但不建议进行大量高强度的负重运动。

如何预防"蚯蚓腿"？

下肢静脉曲张一般是大隐静脉出了问题，如静脉狭窄或静脉瓣膜功能不全，通俗地说，就是因静脉狭窄或瓣膜关闭不紧，静脉血老是回不上去，沉积在下肢下端的血管内，长年累月，下肢的静脉血管就膨胀成蚯蚓状，也就形成了俗称的"蚯蚓腿"。虽然做了激光加剥脱或硬化术，但只能解决现有的问题血管，如果病因不根除，其他静脉还会出现问题，所以，还要做好以下预防工作：

（1）改变不良的生活习惯，避免久站、久坐、跷二郎

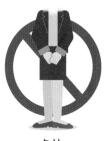 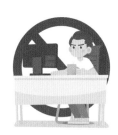

久站　　　　　　　　久坐　　　　　　　跷二郎腿

预防"蚯蚓腿"应避免的不良生活习惯

腿等，长期从事重体力劳动和站立工作的人，最好穿医用梯度袜，该袜可长期使用，睡觉时不穿。

（2）妇女月经期和孕期等特殊时期应多休息并抬高下肢，按摩下肢以促进血液循环，避免下肢静脉曲张形成或加重。

（3）低盐、低脂饮食，多饮水，戒烟、酒。避免长期食用咖啡、茶、辣椒等。

（4）每天进行适当的运动，如快走、慢跑、游泳；坚持做下肢静脉曲张保健操，每日4～5次，每次10～15分钟，以加速肌肉泵的收缩，从而起到加速静脉血液的回流，预防静脉曲张或减轻静脉曲张症状的作用。

（5）该病有遗传倾向，一般在30岁左右发病，因此在儿童和青少年时期应勤于运动、增强体质，这有助于预防静脉曲张。

（6）肥胖者应适当减肥，肥胖虽不是直接原因，但下肢负重过大可能会造成腿部静脉回流不畅，使静脉扩张加重。

（7）每天多喝水也有助于血液循环，在病情允许的情况下，鼓励每天喝水量大于1 000毫升。

二、胸腹部疾病

行食管支架植入术需要注意什么？

食管支架植入术虽然无伤口，手术过程较简单，但因为食管支架的材质对温度很敏感，又是网状结构，若它伸缩明显或被食物堵住，很容易失效或移位，所以患者需要配合做好以下几点：

（1）术前 12 小时进流质饮食，禁食 4 小时并保持口腔清洁，这样可避免因食管准备不充分导致手术无法进行或误吸。

（2）术中按医护人员的要求配合好，疼痛明显时要及时提示医护人员。

（3）支架植入术后常规禁食 24 小时，术后 24 小时需要行食管造影复查，

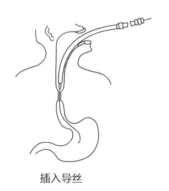
插入导丝

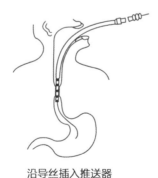
沿导丝插入推送器

食管支架植入术

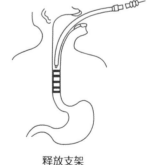
释放支架

结果无异常后先按医嘱进流质饮食。

（4）术后 48 小时遵医嘱可进半流质饮食，食物以高热量、高蛋白、高维生素、易消化为宜，进半流质饮食无不适后可根据情况渐渐过渡到软食，食品须"稀、烂、碎"，不要进食过冷、过热、强酸、强碱、刺激性、黏稠食物或液体，以免对食管支架造成功能影响。

（5）进食时最好采取坐位或半卧位，进食前先饮少量温水，进食后避免平卧，应服用温开水 50 ～ 100 毫升，以冲洗食管及支架内食物残渣，并养成经常饮温水的习惯。

（6）注意食管有无疼痛和出血，一般术后 2 ～ 3 天就可出院，有异常及时就诊。

为什么放了食管支架后进食有这么多要求？

　　食管支架的主要成分是镍钛合金，遇冷会收缩，遇热会膨胀，支架反复伸缩容易导致变形。有些支架是网状的，食物容易挂壁，久而久之就会堵塞。另外，支架植入后一段时间才能完全撑开、锚定，为了避免进食时因支架贴附不良而发生意外，常规术后第二天要做食管造影摄片，以确定支架固定贴附良好。所以，为了进食安全，食管放支架后进食要求比较多。

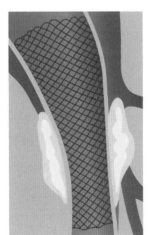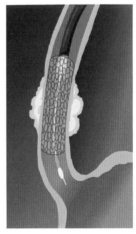

常见食管支架结构　　　　　　　　食管支架植入术后

肝血管瘤介入治疗后需要注意什么?

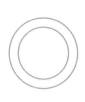

肝血管瘤介入术后患者卧床时间同动脉穿刺术,卧床期间可以进行床上踝泵运动,8～10组／次,3～4次／天,防止深静脉血栓形成。饮食上多吃高热量、高维生素、优质蛋白质软食,控制动物脂肪及胆固醇的摄入,如动物内脏、猪油、蛋黄、鱼子等,注意补充对止血有利的维生素 A、E、C,如新鲜水果、蔬菜等。术后鼓励患者多饮水,饮水量为 2 000毫升／天,以减轻造影剂对肾脏的损害。术后如果足背皮温、皮肤颜色及下肢的感觉有异常,请马上告知医护人员。

一般 3～4 天肝功能无异常就可以出院了，出院后须保持心情舒畅，术后 1 周可逐渐增加活动量，但须注意劳逸结合，切忌大怒、暴怒。一定要改变不良的饮食习惯和生活习惯，适当补充营养丰富的食物，多吃富含纤维素的食物，如玉米、麦片、燕麦片等杂粮，以保持大便通畅，避免用力排便。门诊定期随访，术后 3 个月复查腹部 CT，如出现异常及时就诊。

门静脉高压行 TIPS 后如何预防肝性脑病？

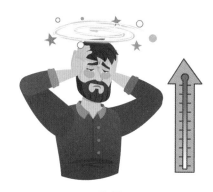

头晕

经皮颈静脉肝内门体分流术（TIPS）后请规律作息，早睡早起，不要熬夜，避免伤肝。合理饮食，限制高蛋白的摄入，蛋白质食物的选择及增量技巧如下：

（1）蛋白质食物的选择：植物蛋白和乳制品为肝性脑病患者的蛋白质的良好来源，术后一周左右可考虑添加。分别在一天中少量多次摄入，避免腹胀。部分蛋白质不耐受患者可建议添加支链氨基酸。

（2）蛋白质的增量技巧：增加蛋白质，从豆制品和奶类开始，再逐步增加产氨少的动物性蛋白质，如蛋类等，并分散到多餐中，肉类产氨较多宜最后选择。开始时每天蛋白总量（包括肉、鱼、蛋类）不超过 50 g。如无不适，可每 3 ~ 5 天增加 10 g，逐渐提高对蛋白质的耐受性。对于曾有肝性脑病患者增量至出现不适，如头晕、性格改变、嗜睡等肝性脑病先兆时，应减量至症状缓解并维持，此后每日蛋白摄入量以此为上限。

高度重视食品安全问题，避免进食不洁食物，从而导致胃肠道感染。避免饮酒，因酒精会损害肝脏，加重肝性脑病。多摄入丰富的膳食纤维，调节肠道微生态，保证大便通畅，最好保持每天排便，因为便秘会诱发肝性脑病。若便秘，可以服用乳果糖。乳果糖既利于通便，又可以使肠道环境变酸，抑制氨的吸收。同时注意多喝水，这样通便效果更好。

腹水患者须遵医嘱使用利尿剂，但不可擅自使用利尿剂，避免过度利尿，引起水、电解质紊乱，诱发肝性脑病。避免吃坚硬、刺激性或油炸食物及高温食物，进食时要特别注意鱼刺、小骨头，少食多餐，以防止消化道出血。如果出现情绪躁动、手抖、话说不清、嗜睡，甚至大小便失禁等，要警惕是否发生肝性脑病，就要立即送医院进行救治。

肝癌介入治疗患者出院后
如何做好自我管理？

　　肝癌介入治疗患者出院后的自我管理分为四个方面：药物管理、饮食管理、症状管理、运动管理。

　　（1）药物管理方面。在医生的指导下正确用药，不可听信迷信使用"偏方""特效药"，滥用药物只会加重肝脏负担。

　　患者出院后服用药物种类有靶向药、免疫药、中成抗肿瘤药、保肝药、降黄药、抗病毒药、利尿剂、镇痛药、抗凝药物等。常见的药物不良反应有药疹、局部皮肤过敏、电解质紊乱。抗凝药物的不良反应有牙龈或口腔出血、鼻衄、消化道出血、皮下出血等。部分保肝药可根据近期的生化检查和肝功能情况遵医嘱调整。但抗病毒药、靶向药不能随意停药。一旦出现严重的不良反应须及时到医院就诊。

（2）饮食管理方面。建议患者食用新鲜、易消化吸收、富含优质蛋白、高热量、低脂肪、营养丰富的食物，如鱼、虾、瘦肉、水果和蔬菜等，且注意少食多餐，忌暴饮暴食。为了保证患者的能量及营养达到要求，食物的烹调方式以煮、蒸、炖为主，尽量不煎炸食品。

养肝的食材有山药、鲫鱼、玉米、小米、南瓜、香菜、芦蒿、枸杞、大枣、百合等。适量的蜂蜜水有助于消化，可以促进肝脏的解毒功能，保护肝脏，但糖尿病患者注意进低糖食物。

（3）症状管理方面。住院期间护理人员会不断地宣传、指导有关介入治疗后的各种问题的简单应对方法，患者和家属须认真听讲、主动学习，掌握一定疾病自我管理的能力。如腹胀、腹痛时请及时就诊。下肢水肿时警惕是否发生了低蛋白血症，应及时到医院检查肝功能，适当抬高下肢，注意水的平衡，避免擦伤皮肤，如血清白蛋白下降明显需要及时住院补充蛋白。有突然疼痛或发热不退时要及时就医。

（4）运动管理方面。患者可以进行适量的运动，以不感到劳累为原则。中医经脉循行理论认为每天晚上 11 时至次日凌晨 3 时是胆经、肝经循行的时间，充分休息，不熬夜，有利于肝组织的恢复。在身体允许情况下可以适量进行有氧运动和无氧运动（阻力训练）相结合的运动，也可做一些柔韧性及平衡性的训练。

门静脉高压介入治疗后饮食方面需要注意什么？

改变饮食模式，戒烟、酒，鼓励日间少食多餐，并建议夜间加餐1次，且夜间加餐至少包含50克碳水化合物，这样既有饱腹感又可避免血氨升高的风险。保证充足的碳水化合物（主食），提供基本的能量需求，建议每天能量摄入不低于5个馒头的能量。门静脉高压介入术后1周内须限制蛋白质的摄入量，1周后蛋白质的摄入从植物性蛋白和奶类开始，再逐步增加产氨少的动物性蛋白，如蛋类，可每天增加10克，逐渐提高患者对蛋白质的耐受性。对于曾有肝性脑病的患者，如出现头晕、性格改变、嗜睡等肝性脑病先兆时，应减少蛋白质的摄入，多喝水、多活动以保持大便通畅，必要时服泻药。

营养补充方面可选择富含支链氨基酸配方的口服营养补充剂。多吃新鲜水果和绿叶蔬菜，蔬菜宜切碎煮烂，质硬的水果可榨成果汁，以保证维生素C的摄入，保护肝细胞，促进肠道蠕动，减少氨的吸收。每天脂肪摄入量不超过35克，可少量食用植物油，不吃动物油。

门静脉高压介入治疗后宜吃的食物如下：护肝食物如赤豆、薏米、大枣、桑葚、香菇、蘑菇、刀豆、蜂蜜、金针菇、金橘等；产氨少的食物有大米、面包、蛋清、牛奶、苹果、香蕉、葡萄柚、葡萄、桃子、梨、柠檬汁、柑橘汁、葡萄干、豇豆、甜薯、洋白菜、胡萝卜、菜花、黄瓜、菠菜、西红柿、南瓜、土豆、莴苣、小萝卜等。

　　忌吃食物如下：盐腌、烟熏、火烤、油炸的食物，特别是烤煳焦化食物；辛辣刺激食物如葱、蒜、花椒、桂皮等；多刺、粗糙、不消化的食物；过酸、过甜、过咸、过冷、过热的食物；产氨多的食物如咸肉、鸡肉、火腿、蛋黄、花生酱等。

子宫肌瘤介入治疗术后需要注意什么？

子宫肌瘤介入治疗术后患者需要注意腹部疼痛的程度，必要时遵医嘱使用镇痛药；观察有无发热，发热时按发热护理；观察阴道流血情况以及分泌物的色、质、量，做好会阴部清洁。髂内动脉栓塞后臀部皮肤肌肉血供受阻，会出现局部红肿和硬结的情况。

患者须加强营养，多吃含铁和蛋白质的食物以改善贫血。介入治疗术后24小时逐渐增加活动量，穿刺处1周内避免揉搓、挤压，避免做上、下楼梯等增加腹压的运动。介入治疗术后1个月内避免剧烈活动，注意个人卫生，保持外阴清洁，避免盆浴。介入治疗术后2个月内禁止性生活，1年内避孕，术后3个月、6个月、1年到门诊复查B超，观察肌瘤大小的变化，如有剧烈腹痛、阴道大量出血等异常情况应立即就诊。

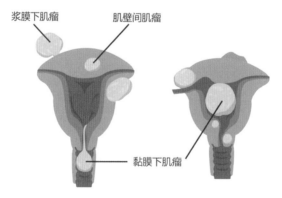

浆膜下肌瘤　肌壁间肌瘤

黏膜下肌瘤

子宫肌瘤

肿瘤介入联合靶向、免疫治疗时需要注意什么?

　　靶向药物可能会对血细胞造成影响,从而出现白细胞、血小板下降等现象,且肿瘤本身属于慢性消耗性疾病,因此治疗期间应当选择优质蛋白食物,如鸡蛋、牛奶、瘦肉、鱼等,增加营养以补充消耗。当使用抗血管生成类靶向药物时,药物可能会对凝血机制和血压造成影响,此时患心血管疾病风险较高,应当清淡低盐饮食、避免高油高盐。因为过多的食盐摄入在加重心血管负担的同时,会造成水、钠潴留,进而对肾脏造成损害。对于使用表皮生长因子抑制剂类药物的患者,应保持口腔清洁,当出现口腔黏膜炎、皮疹时,须多吃一些富含维生素的食物,如绿叶蔬菜、水果等。

有研究发现，在免疫治疗过程中，应用抗生素、激素类药物有可能影响免疫治疗效果。故肿瘤免疫治疗过程中，应尽量少用。患者在治疗过程中可能会出现恶心、呕吐或类感冒症状，有些皮下注射者局部会出现红肿、硬结、疼痛，但这些副作用停药后均可自行消除，症状较重者可对症使用抗生素、激素类药物以缓解症状。免疫治疗还有疲乏、皮疹、腹泻、内分泌紊乱、糖尿病、肾上腺皮质功能不全、肝炎、胰腺炎、肺炎、心脏毒性等副作用，请按医嘱用药，有不适症状须及时告知医护人员。

将具有杀伤肿瘤细胞作用的放射性核素放在一个金属钛壳里，密封后制成直径 0.8 毫米、长 4.5 毫米的小短棒，如米粒大小，因此被称为"粒子"。

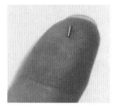

放射性碘粒子

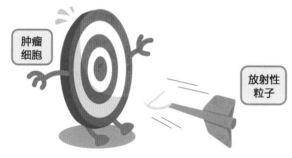

激光焊接点　　碘-125覆盖层　4.5毫米钛管

3.2毫米银丝

碘 -125 密封籽源（剖面图）

　　这个粒子植入全身各系统原发性或继发性肿瘤瘤体中后会慢慢持续地释放射线，这个放射线可以直接接触并杀灭肿瘤细胞，慢慢地把肿瘤"吃掉"。

肿瘤细胞

放射性粒子

放射性粒子精准治疗肿瘤

粒子植入前需要注意什么？

粒子植入前医生会评估患者的情况，如果患者适合植入粒子，医生会跟患者及家属商谈后确定方案，患者及家属可以根据医生提供的信息，如粒子植入的部位、植入粒子的数量等去购买或定制一件合适的防护铅衣。做手术的前一晚彻底沐浴清洁，但要避免皮肤损伤、抓伤。手术当天早上禁食，但高血压药、抗癫痫药及保护心脏的药正常服用。

粒子植入术后身体表面不会有明显的手术切口，根据植入粒子的数量，会有几处针眼，术后医生会测量辐射的安全距离。虽然会采取一系列防护措施，但为了大家的安全，消除其他患者的顾虑，植入粒子后患者须做好以下几点：

（1）粒子植入术后绝对卧床休息 4～6 小时，避免剧烈运动。

（2）粒子植入 4 小时后无不适则可以正常进食，尽量以清淡、富含营养的饮食为主。

（3）注意穿刺点有无出血，轻微疼痛不要紧，如果疼痛无法忍受请及时告知医护人员。

（4）术后如出现咳嗽、咯血、发热、胸闷气急、胸痛等现象，也要及时告知医护人员。

（5）尽量在自己房间活动，不要串病房，跟旁人保持 1.5 米以上的距离，与家属近距离接触也要严格做好防护。平时活动时需要穿好防护铅衣，尽量缩小活动范围，快去快回。

（6）谢绝儿童、孕妇及体质虚弱、免疫机制受损的人来病房探视。

粒子植入后需要注意什么？

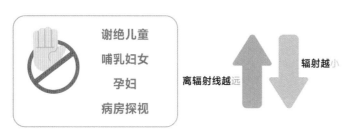

辐射的影响

（7）粒子防护铅衣注意保持干净，如被污染，可用清水擦洗，不可揉搓或用化学洗涤剂清洗，擦完平铺、吹干，不能暴晒和折叠。

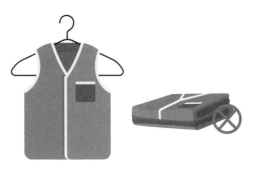

粒子防护铅衣的存放

（8）如果粒子植入肺部、肾脏或其他表浅组织，请在咳嗽、小便或表浅处有暴露性伤口时，注意检查痰液、尿液或渗液中有无粒子流出，如有请及时告知医护人员，不要直接用手捡粒子。

（9）术后医生会测量射线辐射的安全距离，辐射量为零以外的地方是安全的，一般半年后无须防护，特殊情况医生会提醒患者和家属继续做好防护的。

（1）保持室内环境空气流动、清新，温湿度适宜。

（2）粒子植入术后6个月内如果一人在家或房间，可不穿防护铅衣。尽量不要到人群密集的场所，与他人无法避免接触时请穿好防护铅衣并与其保持1.5米以上的距离；如防护铅衣折坏了或有破损，请及时更换新防护铅衣。

（3）粒子植入术后1个月、3个月、6个月、12个月到门诊复查，每次复诊时需要主动说清粒子植入的部位、粒子数量及植入时间，以便医护人员合理安排就诊人员和采取必要的防护措施。如有异常情况请及时去医院复诊。

（4）与儿童、孕妇、体质虚弱及免疫力低的人要保持大于2米的距离，避免近距离接触的行为如抱小孩、拥抱等。植入粒子6个月内，应与家人分房睡，

粒子植入术后出院后需要注意什么？

若实在无法分房睡，则至少应保持 1.5 米安全距离。

（5）如果在家粒子不慎泄漏，不可用手直接触碰粒子，应用勺子或筷子夹起放入铅容器中并及时联系医院处理。

（6）身上植入了粒子，患者出门时，若还能测出辐射，请一定穿好防护铅衣才能外出。尽量少外出，不去人群密集的场所，少接触旁人，跟人接触时间越短越好，且距离保持在 1.5 米以上。

三、椎体疾病

经皮椎体成形术（PVP）是治疗骨质疏松压缩性骨折的一种微创手术。简单来说，这个手术就是像"打针"一样，用一个直径约 5 毫米的针，直接穿刺到骨折部位，然后，注入一种叫"骨水泥"的医用材料，该医用材料的学名叫作聚甲基丙烯酸，是一种有机物，它在人体内会缓慢发热，逐渐变硬，从而起到支撑椎体、恢复椎体强度、稳定骨折、防止椎体进一步压缩并能缓解疼痛的作用。资料表明，80% ～ 90% 的患者术后疼痛症状明显缓解，可恢复正常活动。

经皮椎体成形术是开刀手术吗？

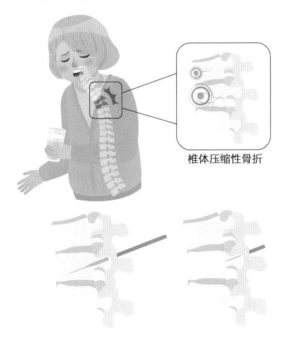

椎体压缩性骨折

经皮椎体成形术

经皮椎体成形术后需要注意什么？

经皮椎体成形术虽然是微创手术，但术中的配合和术后的康复活动非常重要，否则会造成手术失败或二次伤害。术后如果出现下肢酸痛、麻木、无力等不适症状，请及时告知医护人员。术后3个月内仍需要多平躺休息，起床后戴护腰带。除了以上这些，患者还须做好以下几点：

（1）术后休息。通常术后2小时内保持仰卧位休息，尽量睡硬板床，在此期间，如有异常感觉或疼痛持续加重等情况，应及时告知医护人员。术后2小时如无不适可在护腰带保护下直腰坐起。

（2）术后活动。一般术后24小时在护腰带的保护下可下地适当活动。但活动时避免腰部大幅度扭转、弯腰及负重，预防跌倒和腰部受到撞击。

（3）积极治疗骨质疏松症。平时注意骨质疏松症基本补充剂的补充，如维生素D和钙剂；按医嘱口服抗骨质疏松药物，如双膦酸盐类或甲状旁腺激素类药物等。定期复查骨密度等，以便医生根据疗效调整药物。

（4）保持良好的生活方式，戒烟酒，多摄入高钙、低盐的食物。多进行户外活动，多接受阳光照射，增进钙的吸收和利用，以强壮骨骼。

经皮腰椎间盘介入消融治疗术主要包括射频治疗及臭氧治疗，该手术相较于传统手术方式，微创介入不会对脊柱生理结构原有稳定性造成破坏，风险低、见效快、费用少。患者痛苦小、术后恢复快，且并发症发生率降低，腰椎功能提高，增加了生活质量。那么，该类患者行介入手术治疗后需要注意哪些事项呢？

（1）伤口观察。观察覆盖患者穿刺针口的敷料有无渗血，局部皮肤有无红肿、疼痛等症状，注意腰背部疼痛、下肢感觉、是否能活动自如。如穿刺点渗血、下肢感觉或运动异常等病情变化应及时告知医护人员。

（2）术后休息与活动。患者术后平卧硬板床6小时，注意保暖。了解有无腰腿痛和麻木的改善情况，平卧时双膝下可垫一枕头使腰部充分休息，以减轻手术后的腰椎间盘承受的压力，减轻局部水肿及突出物的回纳。

（3）康复训练。在医护人员的指导下进行康复训练，如腰背肌功能锻炼，具体方法如下：

①挺腹法。术后第二天就可开始锻炼，平卧位挺腹，臀部、肩部不可离开床面，每日3次，每次3～5分钟。

经皮腰椎间盘介入消融治疗术后需要注意什么？

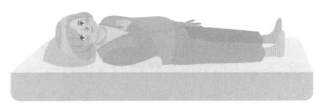

挺腹法

② 五点支撑法。术后1～2周可练习，取仰卧位，弯曲双侧肘部及膝部，用头部、双肘、双脚5个部位支撑起全身，使背部腾空，每天可练十余次，每次保持3～5秒。

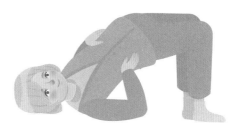

五点支撑法

③ 三点支撑法。术后3～4周可练习，取仰卧位，双手臂放在胸前，用头及双脚支撑，拱起腰臀及背部，使身体离开床面，保持3～5秒，每天坚持数十次，最少持续4～6周。注意：有颈椎病的病人不能做这项锻炼。

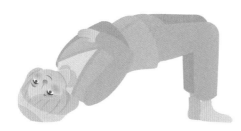

三点支撑法

④ 飞燕点水法。术后 4 周，身体、体力允许情况下可练习，取俯卧位，颈部向后伸，稍用力后抬起胸部离开床面，两手臂尽力向背后伸，同时双腿伸直缓缓抬高，以腹部为支撑点，使身体前后两头翘起，保持 3 ~ 5 秒。注意：并不是头和腿抬得越高越好，只要稍稍抬起，腰背部肌肉有紧张感即可。

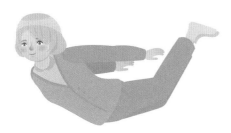

飞燕点水法

（4）定期复查。患者术后 6 个月门诊复查腰椎磁共振了解手术康复情况。

四、碘对比剂
相关知识

什么是碘对比剂？

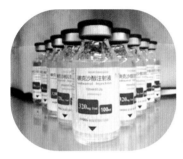

碘对比剂

碘对比剂是指医学影像、临床检查和治疗中，通过增加人体血管、生理管腔或组织对比度，更加清晰地显示这些部位正常或病变特征的特殊物质，俗称"造影剂"。碘对比剂是一种诊断用药，最主要的成分是碘，可利用碘在体内的分布产生对比或使通常 X 线光片上看不到的血管和软组织清晰成影，相当于使其着色后看起来更清楚，以协助医生做出可靠的诊断。

CT 检查中为什么要用碘对比剂？

        CT 平扫可用于各个系统疾病的诊断，但很多实质脏器平扫发现病灶后不能明确做出定性诊断，需要增强检查进一步定性或者甄别。正常情况下人体的某些组织器官的对比度相似，甚至人体的许多组织结构在 X 线下是不显影的，所以为了明确诊断，需要将碘对比剂注入体内以增强组织之间的对比度，经过对比把病灶更加清晰地显示出来，也可显示病变组织的血液供应情况，为病灶的定性和了解病变的范围提供可靠的依据。

使用碘对比剂检查安全吗?

造影前为了确保安全,医护人员会认真详细地询问患者用药史、过敏史、既往史以排除诱因。目前医学影像科检查所用的碘对比剂基本是非离子型对比剂,在通常情况下对人体健康影响不会太大,但某些患者使用碘对比剂过程中或使用后会产生瘙痒、皮疹、轻度的恶心呕吐等不良反应,不严重者隔一天会消失,无须处理。

做完造影检查后,一般需要观察半个小时左右。由于碘对比剂是通过肾脏代谢排出的,检查后需要多喝水、勤喝水以加快体内碘对比剂的排泄。检查后多休息,避免劳累。碘对比剂偶有迟发反应,故有不舒服应及时就诊。

碘对比剂过敏怎么办?

介入手术开始前，护理人员会常规询问患者有无食物或药物过敏史。介入手术中常规使用碘对比剂，有部分患者可能会出现碘对比剂不良反应，其中常见的就是碘对比剂过敏。根据发生的时间可以分为急性不良反应、迟发性不良反应和晚发性不良反应。部分不良反应在手术过程中就会出现，如手术中出现喉咙发痒、皮肤红肿等不适，有可能就是出现了碘对比剂过敏反应，此时应立即告知手术医生或护理人员。如果出现明显的不适感如呼吸困难、胸闷呕吐、心慌冷汗等，须立即呼叫医生。除了手术过程中会出现的碘对比剂过敏反应，还有一部分患者会在手术结束后一段时间出现迟发性过敏反应，也须及时告知医护人员。

如果检查时发生了碘对比剂过敏也不要紧张，医护人员有娴熟的抢救应急技能，具有完备的抢救药品、抢救器材与设施及应急预案来保证患者的安全。患者须放松全身，做深呼吸运动，安静平卧休息，如感觉呼吸困难及时告知，医护人员会采取吸氧、开放气道、使用药物等措施保证患者呼吸通畅并及时进行抗过敏治疗。

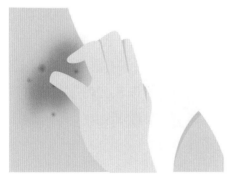

碘对比剂过敏（皮疹、瘙痒）

碘对比剂外渗怎么办？

介入诊疗过程中多经导管内注射碘对比剂，一般不会发生渗漏。少数情况下，可在外周静脉内置入大号留置针，经留置针利用高压注射器推注造影时，部分患者的血管本身比较细小、僵硬、脆弱，难以保证不发生局部渗漏。一般当时就能发现，会及时停止注射。处理及时、规范的话，2～3天就会痊愈。外渗后6～8小时可能会肿胀，24小时后肿胀会慢慢消退，患者需要配合做好以下几点：

（1）拔针后用棉签按压穿刺部位至不出血，避免血液外渗加重局部肿胀。

（2）尽量抬高患肢，减少血液回流，减轻组织水肿渗出。

（3）按压不出血后24小时内，立即局部冷敷，间隔15～30分钟一次，持续1天。注意防止冻伤。

（4）根据情况可以用喜辽妥或者地塞米松软膏涂抹肿胀部位。

（5）48小时内禁止热敷肿胀部位，且暂不洗澡。

（6）必要时咨询临床医师用药。若患者出现过敏或外渗等情况，及时告知医护人员。

血管造影检查或介入治疗后为什么要多饮水?

进行血管造影检查或介入治疗时，患者体内须注射大量造影剂或治疗药物。大部分造影剂或治疗药物都是通过肾脏排泄的，所以患者须多饮水，多排尿，快速地把造影剂或治疗药物从体内排出，以减少造影剂或治疗药物的副作用。大部分患者介入治疗后须肢体制动，短时间内无法自行下床如厕，护理人员术前会指导患者进行床上排尿训练，家属可提前备好相关器具。对于全身麻醉、有前列腺疾患、情绪紧张无法在床上自行排尿的患者，须行留置导尿。

五、术前、术中及术后

介入手术前患者需要注意什么?

介入手术属于微创手术的一种，术前患者要尽量放松心情，保证良好的睡眠，避免过大的心理压力。术前，通常需要提前沐浴并换好宽松病员服，取下身上的金属物品，如项链、手镯等。有些特殊部位手术还须在医护人员的帮助下完善手术区域备皮。对于须全麻介入手术的患者，术前须按照麻醉手术要求常规禁食6小时，禁饮4小时。对于大部分局麻介入手术患者，仅须术前4小时禁食或无须术前禁食，且基础疾病如高血压、心脏病等常规口服的药物不受禁食影响，可在正常服药时间以少量温水送服。

患者在被送入手术室前，通常会应用相关术前药物，如镇静、止痛、抗过敏等药物，有些药物使用后可能会出现头晕、恶心、呕吐等副作用，可及时告知医护人员，医护人员会对症处理。

患者从病房转运至介入手术室后，通常须等待上一台手术结束。在等待期间，若出现情绪过度紧张、身体不适、补液滴完、如厕等情况，可及时告知手术室的护理人员。护理人员手术前会再次核对患者的身份信息，此时无须过度紧张，只要认真听清问题并准确回答，若未听清核对内容，须向护理人员反复确认清楚，再回答。

手术正式开始前，患者须由病床转运至手术机床上，对于不能自主活动或无法配合的患者，手术室的医护人员会帮助患者安全转运至机床。由于手术机床比较狭窄，患者在机床上不可随意翻身活动，以免坠床；对于躁动无法配合的患者，护理人员会适当予以约束固定，防止其坠床。

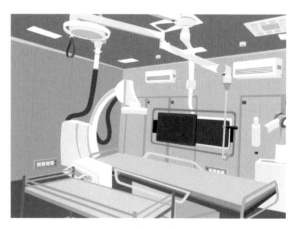

DSA 介入手术室

介入手术中患者需要注意什么?

患者进行介入手术时，须按照医护人员要求采用不同体位以充分暴露手术部位，便于医生操作。有时，对于一些体位无法配合或神志不清的患者，护理人员会使用约束带或固定架稳妥固定患者。由于手术机床狭小，手术过程中患者应尽量避免随意更换体位。手术过程中，有些步骤需要患者进行体位、呼吸等方面的配合，此时无须过度紧张，按照医生要求配合即可，若未能听清医生要求或无法准确配合，可与医生及时沟通。在介入手术过程中如果出现任何不适，随时告知医护人员。

介入手术后的转运途中
患者该如何保护伤口?

　　介入手术结束时,绝大多数手术切口均已由医生妥善处理。手术结束后患者由手术机床平稳转运至病床,并由医护人员或工作人员护送回病房。出手术室前,手术室护理人员会对患者切口进行检查并宣教注意事项,对于介入穿刺部位,患者须按照护理人员要求进行按压或制动。在患者由手术室转运回病房途中,患者穿刺侧肢体须制动、避免弯曲,随行家属注意观察穿刺处有无活动性渗血或肿胀,不可随意移除穿刺部位敷料或压迫装置。返回病房后,床位护士会再次针对手术切口进行检查并宣教,告知注意事项。患者若有不适,患者及家属如有任何疑问,可随时向医护人员咨询。

患者身上的管子在转运途中是否会掉?

患者在介入手术后转运回病房途中,身上会保留各种管路,如补液管路、导尿管、胃管、术后留置的鞘管或引流管等,这些管路在患者出手术室前会由医护人员进行妥善固定及标记。在转运过程中,患者不可随意拉扯管路,不要随意翻身活动。对于意识不清、无法配合的患者,必要时医护人员会对患者四肢进行适当约束,家属须密切留意患者管路情况,避免随意拉扯管路。

穿刺引流置管后需要注意什么?

为了排出积液、积血和脓液,介入科会放置各种引流管,常见的有腹腔引流管、胸腔引流管、经皮肝穿刺胆道引流(PTCD)管、肝囊肿／肝脓肿引流管、肾造瘘引流管等,有些引流管出院时能拔除,有些引流管须患者出院后长期自我维护。因此,需要注意以下几点:

(1)妥善固定。卧床时引流袋可挂于床边;下床活动时可系于上衣纽扣或用别针挂于衣角;负压吸引球可放于上衣下口袋,但不可高于引流口,时刻保持敷料清洁、干

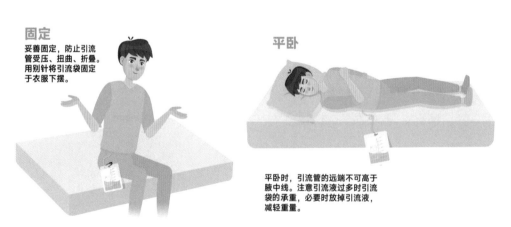

固定
妥善固定,防止引流管受压、扭曲、折叠。用别针将引流袋固定于衣服下摆。

平卧
平卧时,引流管的远端不可高于腋中线。注意引流液过多时引流袋的承重,必要时放掉引流液,减轻重量。

坐位、卧位时引流管的固定

燥、擦身、翻身时避免敷料污染、贴膜卷边，胶带、固定器松动卷边请及时告知医护人员，出院者请及时就诊。

（2）保持有效引流。住院期间护理人员会定期检查引流管，但患者也须注意，睡觉翻身时避免引流管受压、扭曲、折叠；负压吸引球要保持扁瘪负压状，以保证持续有效负压吸引；站立或活动时引流袋要低于穿刺切口平面，预防引流液倒流引起逆行感染；若引流管腔堵塞不流动，请告知医护人员，医护人员会及时处理；若管道滑脱，请保持镇静，不可将滑脱的引流管回送体内，请立即呼叫医护人员，寻求帮助，出院者在家发生脱管须及时来院就诊。

翻身

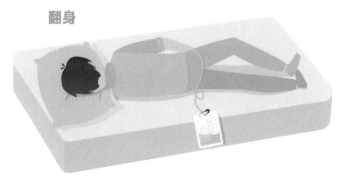

引流袋挂于易看见、不影响翻身的位置。受引流管长度限制时，用别针将引流袋固定于床单上。

翻身时引流管的固定

（3）引流液和伤口的观察。如果发现引流液颜色、性状、量发生异常改变时请及时告知医护人员；当伤口局部有疼痛、红肿及敷料污染或有渗血、渗液时也请及时告知医护人员。

（4）加强营养。可适当增加蛋白质食物的摄入，如蛋、肉类、鱼类等。一方面补充蛋白质，另一方面促进局部伤口愈合且利于渗液和积液的好转。

（5）引流袋更换。普通的一次性引流袋每周更换 2 次，抗返流引流袋每周更换 1 次，负压引流球无须更换。出院携引流管者，请认真听取护理人员的指导，经培训学会后可以自行更换引流袋，如果没掌握好如何更换引流袋，可扫描二维码观看视频，或按要求定时来医院更换。

（6）拔管护理。引流管拔除时患者均须住院，一般引流管拔除后，24 小时内应健侧卧位，保持敷料清洁。若发现局部有渗出、出血、血肿等异常现象，及时告知医护人员，出院者发现上述情况请及时就诊处置。

（PTCD）胆道引流袋更换

介入手术伤口大吗?
会用什么麻醉?

有些介入手术是没有切口的,如消化道相关手术,大多是经口或鼻腔进入,不会在患者身体上产生切口。此类患者大部分只须口服麻醉胶浆,手术过程中意识清醒。

大部分介入手术是微创的,仅须在腹股沟区、手腕或手术区域使用穿刺针穿刺一个小的孔道,再引入相关介入器材进行治疗,介入手术结束移除手术器材后,仅会遗留不超过1厘米的小切口,一般1~2天后即可痊愈,不遗留手术瘢痕,此类手术大部分也是局部麻醉,仅

须在穿刺前使用局麻药麻醉穿刺区域的皮肤和皮下组织,患者在手术过程中同样可保持意识清醒。

少部分特殊复杂手术,如需进行血管切开的手术,切口会较大,长至数厘米,术后会使用缝线缝合切口,此时患者往往需要全身麻醉。

需要进行全身麻醉的介入手术还包括一些需要十分精细操作的手术,如颅内血管支架植入、颅内动脉瘤手术,而对于一些意识或体位无法自主配合的患者,手术时也需要进行全身麻醉。

股动脉穿刺术后需要注意什么?

股动脉穿刺术后穿刺的肢体要伸直、制动 12 小时,其间患者可以在家属的协助下进行床上翻身和大、小便;咳嗽或移动身体时,须用手压迫穿刺处。如果患者觉得腰酸背痛,家属可轻轻按摩其腰背部,以减轻不适感。

饮食方面无禁忌的话,多食一些粗纤维的蔬菜和水果以利于大便通畅;多喝水或汤类以防止大便干结;卧床期间顺时针方向按摩腹部,防止便秘。

穿刺处敷料须保持干燥,若潮湿或被污染须尽快告知医护人员,医护人员会及时更换敷料。穿刺处一周内避免揉搓、挤压,避免做上、下楼梯等增加腹压的动作。

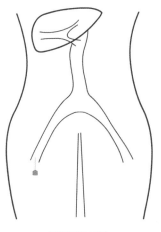

股动脉穿刺

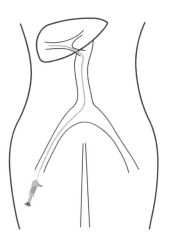

经股动脉穿刺导管内治疗

经下肢股动脉穿刺是介入手术治疗最常用的手术通路，穿刺后股动脉会形成动脉破口。由于人体的血液在血管内流动时均会对血管壁产生一定的侧向压力，当流动的血液遇到穿刺后形成的动脉破口，就会在压力作用下向血管外溢出，这将引起动脉穿刺术后常见的并发症：穿刺点出血、血肿、动脉撕裂形成夹层或动脉瘤等。

如果股动脉穿刺术后大腿弯曲，穿刺口就不能很好地闭合，由于动脉的压力非常高，血液流经穿刺口时会外喷，若不及时发现并采取有效措施，患者就会有因出血量过多而危及生命的风险。因此，股动脉穿刺术后穿刺侧下肢必须伸直制动，这是预防出血的一个重要手段。

股动脉穿刺术后为什么需要将下肢伸直？

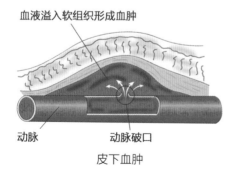

皮下血肿